ÉTUDE CRITIQUE

SUR LES CAUSES

DE LA

MORT RAPIDE ET SOUDAINE

CHEZ LES GOUTTEUX

PAR

Georges LEGROS

Docteur en médecine de la Faculté de Paris.

PARIS

LIBRAIRIE MÉDICALE O. BERTHIER

104, BOULEVARD SAINT-GERMAIN, 104

1887

ÉTUDE CRITIQUE

SUR LES CAUSES

DE LA

MORT RAPIDE ET SOUDAINE

CHEZ LES GOUTTEUX

PAR

Georges LEGROS

Docteur en médecine de la Faculté de Paris.

———◆———

PARIS

LIBRAIRIE MÉDICALE O. BERTHIER

104, BOULEVARD SAINT-GERMAIN, 104

—

1887

ETUDE CRITIQUE

SUR LES CAUSES

DE LA

MORT RAPIDE ET SOUDAINE

CHEZ LES GOUTTEUX

INTRODUCTION

§ 1er. — Il est incontestable que de tous les diathési-
ques, les goutteux sont certainement ceux qui fournissent
le plus fort contingent à la mort subite. Par ce terme,
pris ici au sens purement médico-legal, nous entendons
la mort qui survient d'une façon rapide, mais toujours imprévue et au milieu d'une santé parfaite ou
simplement apparente. Ces accidents si soudainement
mortels, sont encore d'autant plus déconcertants que
l'existence de la goutte pouvait être ignorée non seulement de l'entourage du malade, mais aussi du malade
lui-même. « Je suis persuadé, dit Gairdner, que souvent
la goutte est complètement développée chez un individu,

sans qu'il s'en aperçoive jamais par une manifestation locale ». C'est qu'alors la diathèse se concentre presque exclusivement sur les viscères dont les lésions évoluent sourdement, sans trouble vraiment notable de la santé, jusqu'au jour où l'on voit éclater brusquement des accidents formidables. La goutte ne se distingue pas, d'ailleurs, des autres diathèses à ce point de vue, et la syphilis, entre autres, nous offre chaque jour, et en grand nombre, des faits de cet ordre. Dans ces cas de goutte viscérale, non seulement les malades n'ont jamais éprouvé d'accès franc de goutte articulaire, non seulement il n'existe nulle part de tophus, mais encore la présence de l'acide urique en excès dans le sang, ce caractère en quelque sorte pathognomonique de la diathèse goutteuse, peut faire défaut. Et pourtant ces malades sont véritablement des goutteux, comme nous le verrons un peu plus loin. Ce serait peut-être ici le cas d'examiner avec soin l'état de la dentition. On sait, en effet, que Laycock et Stewart ont mentionné chez les goutteux une altération dentaire toute spéciale. D'après ces deux auteurs, les dents, tout en restant fermes et saines, seraient usées sur leurs bords, ce qu'ils attribuent à la présence de l'acide urique dans la salive. Peut-être pourrait-on mettre à profit ce signe dans certains cas médico-légaux d'une interprétation délicate.

§ 2. — Les faits auxquels nous venons de faire allusion sont loin d'être exceptionnels. Le plus souvent, cependant, on a affaire à des goutteux avérés et même parvenus déjà à un âge avancé de leur diathèse, laquelle est devenue manifestement chronique. D'un autre côté, il est assez fréquent que les accidents qui ont tout à coup emporté le malade se soient manifestés déjà sous une forme bénigne ou grave à une époque plus ou moins antérieure, quoique ordinairement assez rapprochée. Par exemple, il est rare, bien que le fait ait pourtant été observé quelquefois, que l'angine de poitrine, si fréquente chez les goutteux, tue dès le premier accès ; ordinairement le malade a déjà éprouvé à deux ou trois reprises les symptômes caractéristiques de l'Angor, avant d'être frappé mortellement. De même, des lipothymies, des syncopes, des attaques pseudo-apoplectiformes, symptômes de la stéatose du cœur, peuvent se répéter un nombre presque indéfini de fois et pendant longtemps avant que la mort en soit un jour la conséquence. Nous verrons que la constatation préalable de ces symptômes peut fournir des indications précieuses, au point de vue de la détermination des causes de la mort chez les goutteux. Il est même des cas très nombreux où, en dehors de ces commémoratifs, cette détermination est impossible à faire d'une manière précise. Mais, même en de telles conditions, on ne peut atteindre, dans les cas dont il est question ici, qu'à des probabilités plus ou moins certaines, et jamais à une certitude complète. En effet, de ce que le goutteux était sujet à des accidents d'un certain ordre, il ne s'ensuit pas rigoureusement que ce sont ces accidents qui fatalement ont dû entraîner la mort.

§ 3. — Enfin, dans un très grand nombre de cas, le malade a éprouvé déjàplusieurs attaques de goutte articulaire aiguë. Par suite d'une imprudence, la dernière attaque, qui avait débuté comme toutes les précédentes, a été brusquement supprimée et c'est alors qu'ont éclaté les accidents mortels. Ces faits remarquables, dans lesquels la cessation brusque de manifestations purement locales apparait comme l'*antécédent* logique et nécessaire, avaient particulièrement frappé les anciens. Disons tout de suite que pour un assez bon nombre de ces faits, l'hypothèse des métastases qu'avaient imaginée les anciens et qui supposait le transport d'un principe goutteux, d'ailleurs inconnu, d'une région vers une autre, n'a pas été remplacée jusqu'ici par une autre beaucoup meilleure. Mais une étude plus approfondie des faits cliniques, les progrès de l'anatomie pathologique, les recherches modernes sur l'urémie, ont fait voir qu'il s'agit là le plus souvent de phénomènes d'une nature en réalité assez complexe, mais qui trouvent d'ordinaire une explication naturelle dans l'existence des lésions que nous allons rapidement passer en revue.

I

§ 4. — La goutte modifie et souvent altère d'une manière profonde les humeurs, les tissus et les organes de l'économie tout entière. D'ordinaire, c'est à un âge déjà avancé de la diathèse que ces lésions évoluent de préférence, mais il n'est pas exceptionnel qu'elles soient déjà très accentuées chez des sujets encore jeunes alors qu'au contraire elles existent à peine chez de vieux goutteux. Nous ne savons d'ailleurs rien de bien précis touchant la pathogénie de ces lésions. De ce que le sang charrie le plus souvent de l'acide urique en excès ainsi que divers autres produits ayant subi une oxydation incomplète, on en a conclu que ces matériaux, en irritant la membrane interne des artères, constituaient par cela même un des facteurs les plus importants de l'artério-sclérose du goutteux. Mais on aurait tort de toujours considérer l'excès d'acide urique dans le sang, comme le critérium obligé de la goutte, car c'est précisément dans des cas de goutte presque exclusivement viscérale que l'examen du sang a été trouvé absolument négatif. D'un autre côté, personne n'ignore qu'il est d'autres maladies sans parenté

avec la diathèse goutteuse, la leucocythémie par exemple
et la cirrhose atrophique du foie, dans lesquelles l'uri-
cémie a été notée d'une manière tellement fréquente
qu'elle en constitue presque un des caractères. La goutte
est donc par elle-même, au même titre que la syphilis,
la vieillesse ou l'alcoolisme, une cause déterminante
directe d'artério-sclérose. Cette dernière est, en effet,
particulièrement fréquente chez les races arthritiques,
et bon nombre d'auteurs qui ont écrit sur la goutte,
Guéneau de Mussy, entre autres, ont insisté avec
raison sur son apparition précoce dans certaines familles
de souche goutteuse.

Les malades que Gull et Sutton ont décrits comme
atteints de sclérose artério-capillaire généralisée étaient
aussi des goutteux, encore qu'il n'y eût ni dépôts uratiques artériels, ni tophus dans les organes.

Cependant l'endartérite uratique a été plusieurs fois
observée. C'est surtout au niveau des gros troncs artériels qu'on en a mentionné l'existence. Ainsi, dans le fait
suivant rapporté par Sidney Coupland (Lancet, mars
1873), les dépôts tophacés étaient exclusivement localisés
sur les valvules sigmoïdes de l'aorte : il s'agissait d'un
homme de 75 ans, goutteux depuis de longues années et
qui mourut subitement; à l'autopsie, on trouva dans
l'épaisseur des valvules aortiques et sur leur bord libre
de petites concrétions blanchâtres formées d'urate de
soude. (Rendu, in Dict. encycl., art. Goutte.)

§ 5. — Les artères de moyen et surtout de petit calibre
sont un des sièges de prédilection de l'artério-sclérose.

Cette localisation rend compte de la fréquence des lésions viscérales que l'on observe si communément chez les goutteux. En effet, comme l'ont démontré les travaux de MM. Debove et Letulle, et ceux du professeur Damaschino et de son élève M. Duplaix, les scléroses viscérales évoluent toujours sous l'influence de la sclérose vasculaire, laquelle constitue le fait véritablement primitif et nécessaire (Thèse de Duplaix, 1883). Cette localisation de l'artério-sclérose sur les petites artères peut même être à peu près exclusive comme chez les malades décrits par Gull et Sutton. Maintenant, il nous reste à montrer de quelle manière ces lésions artérielles retentissent sur les différents organes.

§ 6. — De tous les petits départements vasculaires, les plus fréquemment atteints chez les goutteux sont assurément ceux de l'encéphale. Mais c'est tout particulièrement les artères de la base qui sont frappées de préférence de dégénérescence scléro-athéromateuse. Ces lésions expliquent la fréquence des hémorrhagies cérébrales ou méningées. De même l'ischémie subite d'une artère de moyen calibre peut amener la formation d'un ramollissement cérébral parfois très rapidement mortel.

§ 7. — Les lésions rénales sont souvent très précoces et le terme du « rein goutteux » est usité depuis longtemps dans la science pour caractériser une des formes les plus ordinaires de ces lésions. Les altérations du rein dans la goutte sont, en effet, de différentes sortes. Chomel, Rayer, Civiale, ont décrit la gravelle urique sous le nom de rein graveleux, caractérisé surtout par ce fait qu'on y rencontré de l'acide urique à l'état libre. Au contraire le rein granuleux de Todd, que Johnson et Dickinson ont aussi mentionné dans leurs descriptions, n'est autre qu'une néphrite interstitielle, mais avec dépôts d'urate de soude : c'est le rein goutteux de Todd qui a montré que c'était là le vrai type de la néphrite goutteuse. Quoi qu'il en soit, les concrétions d'acide urique ou d'urate de soude sont susceptibles de s'engager, à un moment donné, dans l'uretère et de donner lieu au syndrome de la colique néphrétique. Pour M. Leçorché, la colique néphrétique ne serait même autre chose qu'une manifestation locale de la goutte, ou mieux, pour employer son expression, qu'une attaque aiguë de goutte rénale. Alors, la règle est que la colique néphrétique apparait presque toujours la première et précède l'apparition des premières manifestations de la goutte articulaire. Or, il existe quelques observations, fort rares il est vrai, dans lesquelles la mort subite est survenue au cours d'une colique néphrétique : c'est là un fait qu'il importait de mentionner au moins en passant.

Enfin, on peut ne trouver aucune trace d'acide urique, ni d'urate de soude dans la parenchyme rénal, et l'on constate simplement les lésions de la néphrite interstitielle commune. Mais ces diverses formes de néphrites, graveleuse, uratique, interstitielle et même, d'après Huchard, la néphrite parenchymateuse, sont également de nature goutteuse, et comme le fait remarquer M. Huchard, on peut encore dire à ce sujet que c'est la goutte rénale qui s'habille de façons différentes.

D'ailleurs, quelle que soit la forme que revêt l'altération du rein, le système artério-capillaire de l'organe est toujours plus ou moins atteint de sclérose.

§ 8. — On peut dire que ces lésions du rein constituent le facteur véritablement principal dans la pathogénie de la mort rapide ou soudaine chez les goutteux. Récemment encore, M. Brouardel rappelait devant l'Académie que sur 300 autopsies de mort subite, 150 fois au moins on trouva les reins malades. D'autre part il ressort nettement des observations de Garrod, Charcot, Ollivier, Cornil, etc., qu'un grand nombre des accidents de la goutte anormale sont liés à l'albuminurie. Il importe, toutefois, de faire à ce sujet une distinction capitale. En effet, nous verrons tout à l'heure que les lésions rénales s'accompagnent très fréquemment d'autres lésions analogues du côté du cœur, et ces dernières, qui évoluent le plus souvent d'une façon absolument indépendante des premières quoique de concert avec elles, constituent dans beaucoup de cas la véritable cause de la mort subite.

§ 9. — Quoi qu'il en soit, l'importance des lésions du rein dans la pathogénie des accidents de la goutte anormale n'est diminuée en rien par cette remarque. Ces lésions, même parvenues à un état déjà relativement avancé de leur évolution, peuvent d'ailleurs ne donner lieu pendant fort longtemps à aucun trouble notable de la santé générale, chose importante à spécifier, puisque des phénomènes urémiques foudroyants peuvent éclater tout à coup au milieu de cette phase latente des diverses néphrites goutteuses. Il est rare cependant, qu'avant l'apparition plus ou moins soudaine de ces phénomènes, on n'ait pas noté déjà chez les goutteux rénaux, l'existence de certains signes qui, pour être plus ou moins vagues ou fugaces, sont suffisants néanmoins pour mettre sur la voie du diagnostic. De plus, comme ces symptômes permettent de faire prévoir jusqu'à un certain point la possibilité d'accidents urémiques, sous l'influence des causes occasionnelles que nous énumérerons tout à l'heure, leur constatation acquiert à ce double titre une valeur considérable. Ainsi, ces malades accusent fréquemment des céphalées vagues, persistantes, des troubles oculaires fugitifs, des douleurs lombaires erratiques. Nous devons tout particulièrement insister ici sur la céphalée urémique. Ce symptôme prémontoire est du plus haut intérêt. M. Huchard a rapporté récemment une observation très instructive à cet égard. Il s'agit d'un goutteux sujet depuis longtemps à des accès de migraine très intense. Dans les dernières années de sa vie les douleurs de tête changent de caractère et, quoique paroxystiques, elles deviennent fixes, permanentes, laissant à peine un jour de repos au malade. Son médecin ordinaire pensait qu'il ne s'agissait plus de migraine vraie, mais d'une sorte de céphalée goutteuse, admise du reste par un grand nombre d'auteurs, lorsque M. Huchard s'avisant d'examiner les urines les trouva rares et chargées d'albumine; notre maître attribua alors à sa véritable cause, c'est-à-dire à l'urémie, cette céphalée nullement goutteuse ou migraineuse, comme d'ailleurs la mort du malade le prouva par la suite.

Au moindre effort ces malades accusent une fatigue insolite, une sensation de courbature générale. Souvent, ils se plaignent de palpitations et s'essoufflent facilement. Parfois aussi le soir, principalement quand ils sont restés un peu longtemps debout, les pieds s'engourdissent et augmentent de volume par suite de la formation d'un léger œdème malléolaire. L'urine, ordinairement très claire, d'une densité faible, très acide et laissant déposer sous forme d'un sable rose et fin des cristaux d'acide urique, est sécretée en abondance surtout la nuit. Tous ces symptômes n'ont rien pris isolémemt de bien pathognomonique, et leur ensemble seul peut fournir des probabilités plus ou moins certaines. L'albuminurie au contraire constitue un argument d'une valeur très grande; encore est-il nécessaire de présenter à ce sujet une remarque que nous croyons digne de considération. D'abord, cette albuminurie est inconstante; elle peut faire défaut, même avec des lésions très avancées et très profondes, et dans les cas d'ailleurs les plus nombreux, où elle existe, la présence de l'albumine est intermittente, ce qui nécessite toujours plusieurs examens de l'urine, faits à des intervalles successifs; ensuite, la quantité d'albumine est ordinairement très faible. D'autre part, comme il s'agit presque toujours, en pareil cas, de goutteux avancés, la stéatose du cœur coexiste fréquemment, comme nous le verrons plus loin, et à ce titre, les lésions cardiaques jouent sans doute au moins un aussi grand rôle que les lésions rénales dans la pathogénie de l'albuminurie des goutteux.

§ 10. — C'est dans ces circonstances et au milieu de ces symptômes, qui souvent ont échappé d'une manière presque complète à l'attention du malade et à plus forte raison à celle de son entourage, que la mort peut surprendre le goutteux, aussi soudaine qu'imprévue. Les accidents éclatent parfois d'une façon en apparence toute spontanée, quoique le plus souvent ils soient déterminés par une cause occasionnelle souvent très minime. Un simple refroidissement, un léger excès, « une bouteille de champagne de trop » (Brouardel) ont suffi pour provoquer des accidents excessivement graves et souvent suivis de mort.

Pendant notre année d'externat dans le service du professeur Verneuil, nous avons observé deux cas analogues et dans lesquels un traumatisme tout à fait insignifiant avait été la seule cause occasionnelle appréciable des accidents : les deux malades auxquels nous faisons allusion ici étaient manifestement goutteux; l'un était entré dans le service pour une simple contusion du tibia, et l'autre, autant qu'il nous souvienne, pour une fracture de péroné. Mais dans aucun de ces deux cas, on ne trouva d'albumine dans les urines, ce qui arrive d'ailleurs, croyons-nous, beaucoup plus fréquemment qu'on ne le suppose.

De même toute maladie intercurrente peut servir de prétexte à l'apparition des phénomènes urémiques ; c'est ainsi qu'il n'est pas rare de voir la grippe, la pneumonie, l'érysipèle, voire même l'angine simple, prendre chez ces malades des allures adynamiques rapidement

mortelles. Or, un accès franc de goutte articulaire peut
au même titre que la grippe et la pneumonie, être suivi
plus ou moins immédiatement de phénomènes analogues, et il n'est pas douteux qu'un grand nombre de
pretendues métastases, que nous aurons à étudier dans
la suite, ne soient susceptibles de recevoir exactement
la même interprétation.

§ 11. — Les altérations du myocarde sont à ce point
fréquentes chez les malades atteints de sclérose du rein,
que depuis longtemps l'hypertrophie du cœur est considérée comme faisant partie essentielle du syndrome de
la néphrite interstitielle chronique. Il est démontré
aujourd'hui : 1° qu'il n'existe aucune relation de cause à
effet entre les lésions du cœur et celles du rein, 2° que
l'hypertrophie cardiaque n'est autre chose qu'une myocardite interstitielle. Les deux sortes de lésions évoluent
de pair et indépendamment l'une de l'autre, sous l'influence d'une cause qui se fait sentir à tous les organes
et qui est l'artério-sclérose généralisée. Cette myocardite
interstitielle affecte particulièrement le cœur gauche et
se caractérise par une sclérose plus ou moins avancée de
la charpente cellulaire du myocarde. Cependant, Rendu,
dans son remarquable article du Dictionnaire encyclopé-
dique, avance que parfois la myocardite interstitielle peut
manquer : alors l'hyperplasie du muscle est véritablement indépendante du processus scléreux.

Il résulte déjà de ce fait, que tous les goutteux rénaux
ne sont pas fatalement voués à l'urémie : beaucoup
meurent asystoliques après une agonie plus ou moins

Legros.   2 longue, mais la sclérose du cœur est aussi une cause assez fréquente de mort subite chez les goutteux (voir thèse de Juhel-Rénoy). D'ailleurs, nous allons voir qu'il existe encore, à ce point de vue, du côté de l'organe central de la circulation, d'autres facteurs non moins importants.

§ 12. — L'aortite chronique, l'insuffisance des valvules de l'aorte, l'athérome des coronaires sont des lésions qu'on rencontre d'une manière en quelque sorte banale dans les autopsies des goutteux et ces lésions expliquent parfaitement un assez grand nombre de cas de mort rapide et imprévue. Déjà, les premiers observateurs avaient été frappés de l'existence relativement fréquente de l'angine de poitrine chez des individus goutteux, et pendant fort longtemps les auteurs allemands, Elsner, Schaffer, Schmidt, Stoller, Bergius, firent de l'angine de poitrine une manifestation de la goutte. Nous verrons plus loin que ce grand syndrome clinique qu'on désigne sous le nom d'angine de poitrine reconnaît chez les goutteux une étiologie assez variée. Mais aujourd'hui il n'est pas douteux que l'angine grave, c'est-à-dire celle qui ne donne lieu qu'à des accès rares mais terribles et qui tuent presque fatalement au deuxième ou troisième accès ne soit sous la dépendance réelle de l'athérome des coronaires et de l'ischémie cardiaque consécutive.

§ 13. — Une autre conséquence de l'athérome des artères coronaires, c'est la dégénérescence graisseuse du

cœur. Mais ici il importe de distinguer la simple sur
charge graisseuse ou obésité du cœur, de la stéatose pro
prement dite.

Les goutteux sont d'habitude des gens robustes, gros
mangeurs, plus ou moins adonnés aux boissons spiri-
tueuses et menant un genre de vie sédentaire, toutes
conditions qui favorisent au plus haut degré l'accumu-
lation de la graisse dans les tissus. Aussi voit-on chez
eux non seulement le tissu cellulaire sous-cutané, mais
encore la trame celluleuse qui environne différents
organes s'infiltrer de graisse en plus ou moins grande
quantité. Ainsi le grand épiploon, l'atmosphère celluleuse périrénale, enfin la fine trame de tissu conjonctif
périmyocardiaque, sont particulièrement des sièges de
prédilection de cette polysarcie viscérale. Au cœur, la
graisse est accumulée quelquefois en si grande abondance que l'organe, absolument caché aux regards, est
entouré de tous côtés par une couche graisseuse de plus
de deux ou trois centimètres ; non seulement la graisse
se dépose au dessous du feuillet viscéral de la séreuse
péricardiaque, mais encore elle pénètre la texture même
de l'organe en s'infiltrant dans les interstices des fibres
musculaires, mais la fibre elle-même demeure intacte.

Au contraire, dans la stéatose proprement dite, c'est
la fibre elle-même qui devient le point de départ de
l'altération ; son aspect est granuleux et sa striation plus
ou moins complètement effacée ; l'organe, devenu flasque
et mou, offre en outre un amincissement notable de ses
parois et une dilatation toujours assez marquée de ses

cavités. D'ailleurs l'obésité cardiaque et la stéatose des faisceaux primitifs coexistent fréquemment.

La stéatose du cœur n'est pas toujours la conséquence exclusive de l'athérome des artères coronaires ; quelques observations montrent qu'elle peut aussi être véritablement primitive.

Nous verrons que le *cœur graisseux* joue un rôle considérable dans la pathogénie de la mort subite chez les goutteux, soit que la mort arrive dans une syncope, par suite d'une défaillance subite du myocarde, soit au contraire qu'elle soit la conséquence immédiate d'une rupture du cœur. Dans ce dernier cas, nous rappellerons que la rupture a presque toujours pour siège le ventricule gauche, dont elle occupe la face antérieure, plus ou moins près de la base ou de la pointe du ventricule.

Ajoutons que ces lésions du cœur qui conduisent si rapidement à l'insuffisance myocardiaque; une des causes de l'insuffisance de dépuration urinaire, constituent encore à ce point de vue un facteur important de l'urémie dans la goutte.

§ 14. — Le système veineux est fréquemment altéré chez les goutteux. Les varices sont fort communes chez les individus de souche goutteuse et s'accompagnent assez souvent de phlébite. La phlébite variqueuse peut donner lieu à des embolies plus ou moins graves et constitue à ce titre un des facteurs de la mort subite chez les goutteux. Mais indépendamment de tout état variqueux antérieur, les veines sont susceptibles de s'enflammer dans la goutte d'une façon en apparence toute spontanée. Nous reviendrons plus loin sur cette phlébite de nature essentiellement goutteuse. Ici, nous ne pouvons qu'en mentionner seulement l'existence. En effet, les causes anatomiques en sont mal connues. Toutefois, dans quelques observations très rares, on trouve signalées de véritables incrustations uratiques des parois veineuses. Quoiqu'il en soit, c'est surtout dans cette variété de phlébite que l'embolie pulmonaire a été particulièrement observée, et nous verrons qu'un grand nombre de cas de prétendue goutte rétrocédée au cœur ou au poumon ont trouvé dans l'existence de ces faits une explication toute naturelle.

§ 15. — La dilatation de l'estomac est une des conséquences les plus importantes du catarrhe gastrique goutteux. Il est peut-être possible de tirer de ce fait quelques inductions remarquables au point de vue qui nous occupe. En effet, les travaux de Sénator, Litten, Friedreichs, en Allemagne, et ceux du professeur Bouchard, en France, ont montré le rôle qu'on devait attribuer à la dilatation stomacale dans la pathogénie de certains accidents comateux. Ces accidents, d'une allure parfois assez complexe, ont été synthétisés par Friedreichs sous la dénomination de coma dyspeptique et ne sont pas, paraît-il, sans une certaine analogie avec le coma diabétique. Or, les goutteux étant souvent en même temps des diabétiques, il est très possible que beaucoup d'accidents analogues aient été mis sur le compte de la glycémie, alors que leur cause véritable a passé complètement inaperçue. C'est là d'ailleurs une simple hypothèse que nous présentons à notre tour, car les opinions des auteurs précédemment cités, n'ont pas reçu jusqu'à présent, que nous sachions, une consécration complète.

§ 16. — Le foie est souvent malade chez les goutteux. D'abord, on sait qu'à l'occasion de chaque accès de goutte articulaire, il se produit des poussées congestives du côté de cet organe. Progressivement cette hyperhémie d'abord passagère tend à s'implanter et à devenir chronique. D'autre part, l'insuffisance du myocarde, tend à favoriser et à entretenir la congestion chronique du foie. Ce n'est pas tout, le foie participe souvent à la dégénérescence stéatomateuse, chez les goutteux obèses. En pareil cas, la stéatose du foie coïncide souvent avec la surcharge graisseuse du cœur. Enfin la cirrhose atrophique n'est pas du tout rare dans la goutte, soit qu'elle se manifeste comme conséquence d'habitudes alcooliques invétérées, soit que véritablement elle constitue une des expressions anatomiques de la diathèse. Or, nous rappellerons qu'une des principales fonctions du foie est précisément de détruire les substances toxiques formées dans les voies digestives. Il s'ensuit que toutes les lésions de cet organe doivent tendre à favoriser l'imminence de l'intoxication urémique chez les goutteux.

Tel est le bilan de nos connaissances touchant les principaux facteurs de la mort soudaine chez les goutteux. Il nous reste maintenant à étudier au lit du malade les accidents qu'ils déterminent. C'est ce que nous allons faire en considérant successivement le cerveau, le cœur, le poumon et l'estomac.

II

MORT PAR LE CERVEAU

§ 17. — Les déterminations de la goutte, du côté de l'encéphale reconnaissent une étiologie multiple.

Nous mentionnerons d'abord, en commençant, les conséquences ordinaires de l'athéromasie des artères de l'encéphale, et surtout la fréquence de l'hémorrhagie cérébral, par laquelle se termine l'existence d'un grand nombre de goutteux.

Mais c'est surtout les lésions du rein qui jouent le rôle véritablement prépondérant dans la pathogénie de la plupart des complications cérébrales de la goutte. En effet, il n'est plus contestable, aujourd'hui, qu'un grand nombre d'accidents autrefois attribués à la « *goutte remontée au cerveau* » ne s'expliquent par l'existence seule de ces lésions, et, par exemple, que les faits d'apoplexie dite séreuse ne doivent être rapportés à l'urémie.

Nous avons insisté plus haut sur quelques-uns des signes qui, durant la période latente ou préalbulminurique, pouvaient révéler à un observateur attentif l'existance de certaines formes de la néphrite goutteuse. Nous avons également énuméré, à ce propos, les principales

causes occasionnelles susceptibles de donner prétexte
aux accidents urémiques . Rappelons seulement que
toute élévation même très légère de la température du
corps constitue à ce titre une condition des plus favo-
rables à l'apparition de ces accidents. Or, l'attaque de
goutte articulaire aiguë s'accompagne toujours d'une
fièvre plus ou moins vive. Ainsi, par exemple, il n'est
pas du tout rare que la température axillaire s'élève à
$40°5$ le matin et à $41°$ le soir, pendant toute la durée
des attaques.

§ 18. — Les accidents éclatent parfois sans apparence
de symptômes précurseurs, et l'on peut croire alors
tantôt à une apoplexie soudaine, tantôt à un accès d'épi-
lepsie ou encore, comme nous le verrons, quand il y a
eu préexistence d'une attaque de goutte, à une métas-
tase goutteuse sur l'encéphale.

La forme apoplectique de l'urémie cérébrale paraît
être assez commune dans la goutte. On trouvera dans
Garrod une observation qui est des plus intéressantes à
cet égard. Parfois le malade est frappé brusquement, et
les accidents simulent alors le tableau complet de l'hémorrhagie cérébrale vulgaire, à ce point que le diagnostic ne peut être établi d'une manière certaine que
sur la table d'autopsie. L'examen des urines pourra
aussi en pareil cas fournir des indications fort précieuses. Quant aux modifications des pupilles, nous
savons d'après Goodfellow, Rutherford, Haldam et
Roberts que les pupilles sont habituellement contractées
dans l'urémie, mais, ainsi que le fait très justement

remarquer M. Huchard, ce symptôme est loin d'être absolu, et au lieu du myosis il n'est pas rare que l'on constate la mydriase.

Quelques observations nous montrent le malade pris soudainement, sans prodrome, au milieu de ses occupations, d'un accès de délire violent, et non sans analogie avec une attaque de manie aiguë. Mais ce délire n'est pas de longue durée, car bientôt succède une prostration avec résolution complète des membres, et la mort arrive en quelques heures dans le coma.

Dans d'autres cas, les accidents sont beaucoup moins bruyants ; il n'est même plus possible d'en faire remonter le début à un moment précis. Progressivement, le malade s'est assoupi ; son intelligence s'est affaissée peu à peu, et c'est dans cet état qu'il s'éteint après une agonie plus ou moins longue. Mais c'est dans ces cas surtout que la nature réelle des phénomènes devient particulièrement délicate à interpréter, et de ce qu'on trouve à l'autopsie des altérations rénales plus ou moins prononcées, ce n'est pas une raison pour y voir toujours la cause unique de tous les accidents comateux que l'on observe chez les goutteux. D'une part, en effet, le diabète coexiste très fréquemment en même temps que la goutte, et il n'est pas douteux que dans un grand nombre de cas, le diabète n'ait été l'unique cause des accidents comateux. Mais ce qui rend ici particulièrement difficile l'interprétation des phénomènes, c'est qu'en pareil cas le diabète existe souvent à l'état latent et l'on sait qu'à l'époque où l'on observe le coma diabétique, le sucre fait ordinai-

rement défaut dans l'urine et que l'albuminurie au contraire est presque toujours plus ou mois manifeste.

§ 19. — D'autre part, nous avons fait allusion plus
haut, aux faits si intéressants signalés en Allemagne
par Litten, Senator, Fridreichs, etc., et dans lesquels on
voit l'ectasie gastrique devenir la principale cause
pathogénique d'une autre sorte de coma, très analogue
au coma diabétique. Mais ces faits sont encore peu con-
nus et nous ne pouvons y insister plus longuement.

Tout ce que nous tenons seulement à faire observer
ici, c'est qu'en présence d'accidents cérébraux, il ne faut
pas toujous avoir uniquement en vue les altérations
rénales et les complications urémiques.

§ 20. — Les convulsions épileptiformes constituent
encore une des manières d'être de l'urémie cérébrale dans
la goutte. Nous citerons seulement comme exemple,
le fait suivant, dû à Basham, et rapporté dans la
remarquable thèse du professeur Fournier sur l'urémie :
Il s'agit d'un homme de 58 ans, atteint sans prodrome
appréciable de convulsions épileptiformes, de délire et
de coma, il meurt en quelques heures. Cet homme
n'avait jamais eu de goutte articulaire, mais il présentait des concrétions tophacées sur les cartilages de
l'oreille. Rien n'était donc plus logique que d'attribuer
à l'encéphalopathie goutteuse ces accidents soudains. Or
l'autopsie révéla une altération profonde des reins qui
étaient dilatés, réduits à une coque fibreuse et remplis
de concrétions d'acide urique et d'oxalate de chaux.

§ 21. — Enfin, les goutteux peuvent être frappés d'une façon littéralement foudroyante. On trouve dans Aran (Leçons de l'Hôtel-Dieu) quelques exemples remarquables de cette *forme syncopale*, de l'urémie cérébrale. Si par exemple, le malade est debout, on le voit pâlir tout à coup et s'affaisser sur lui-même, tué par une syncope. Il est inutile de faire ressortir l'importance de ces faits, au point de vue médico-légal, pour peu surtout que le mort ait été accompagnée de quelques circonstances suspectes.

§ 22. — D'ailleurs il est rare, surtout quand les accidents urémiques éclatent dans le cours d'une maladie inter-currente fébrile, comme par exemple, à l'occasion d'une attaque de goutte articulaire aiguë, il est rare, disons-nous, que les manifestations soient exclusivement céré-brales ; dans ces conditions, en effet, on peut dire que ces malades sont un peu urémiques de partout et chaque organe donne également la note ; à ce point de vue, nous ne pouvons mieux faire que de résumer à grands traits l'observation suivante que nous devons à l'obli-geance de M. Huchard.

Le malade dont il s'agit était entré à l'hôpital Bichat pour des douleurs articulaires siégeant aux deux orteils, aux articulations radio-carpiennes et phalangiennes, au genou droit et s'accompagnant d'une fièvre intense, tem-pérature axillaire à 40°5 le matin, et à 41° le soir. Cet homme fort vigoureux, un peu obèse, à la face vultueuse et parcourue par de nombreuses varicosités, était âgé de 56 ans et n'avait jamais éprouvé avant cet âge aucune manifestation douloureuse du côté des articulations. Les antécédents héréditaires étaient absolument nuls, mais le malade hémorrhoïdaire, souffrait depuis plus de 10 ans de violentes migraines qui avaient remplacé autrefois des accès d'asthme. Trois jours avant son entrée à l'hôpital, il avait été pris pendant la nuit, à l'orteil gauche, d'une vive douleur qui avait le lendemain envahi l'orteil droit et deux jours après les articulations des poignets, des doigts et du genou droit. Au niveau des articulations atteintes, les téguments amincis, luisants et vernissés avaient cette coloration spéciale, *pelure d'oignon* qui est propre aux arthrites goutteuses. La douleur exquise avec paroxysmes vespéraux et nocturnes, avait aussi cette particularité qu'elle diminuait ou même disparaissub galli cantu, comme disait Sydenham. Ce qui contribuait surtout à affirmer le diagnostic, c'était l'existence indéniable de concrétions tophacées à l'oreille droite. Le foie était tuméfié, peu douloureux à la pression, le pouls radial était dur, concentré et l'examen du cœur faisait constater à la main, mieux qu'à l'oreille un rudiment de bruit de galop. Le malade présentait déjà un certain état dyspnéique, ressemblant au type de la respiration de Cheyne-Stokes, sans concordance avec l'intégrité absolue de l'appareil broncho-pulmonaire. S'appuyant sur les caractères du pouls et des bruits cardiaques, M. Huchard avait nettement formulé le diagnostic de néphrite interstitielle avec menace d'accidents urémiques chez un goutteux. Le lendemain, en présence de la constatation d'albumine dans les urines (2 gr. par litre), de la faible quantité d'urée excrétée, de la persistance des accidents dyspnéiques rappelant toujours la

respiration de Cheyne-Stokes et de la survenance de
quelques troubles cérébraux, M. Huchard ordonne un
purgatif énergique, le régime lacté exclusif, l'application
de ventouses scarifiées sur le foie et de cataplasmes
sinapisés sur toutes les jointures douloureuses. Malgré
l'emploi de ces moyens, la dyspnée s'accuse, un délire
furieux apparaît le soir avec hallucinations diverses,
terrifiantes et professionnelles, rappelant celles de
l'alcoolisme ; on est obligé de maintenir le malade qui
veut à chaque instant se jeter par la fenêtre. Dès ce jour,
les pupilles sont extrêmement contractées au point
d'être punctiformes. La nuit se passe dans une agitation
extrême, et le lendemain matin, on trouve le malade avec
une respiration stertoreuse, un météorisme abdominal
considérable, dans le coma le plus profond, interrompu
seulement par quelques paroles inintelligibles et quelques convulsions localisées. Les urines sont rares (200 gr.
à peine dans les 24 heures); elles renferment des flots
d'albumine; la respiration de Cheyne-Stokes s'accentue,
la température s'est élevée jusqu'à 38° 2 ; les articulations, toujours également tuméfiées, présentent une
coloration cyanotique et ne *paraissent* moins douloureuses qu'en raison de l'état cérébral du malade. Malgré
une médication énergique), lavement purgatif, saignée
générale), il ne reprend pas connaissance et succombe à
2 h. du matin, dans le coma, après avoir eu une violente
attaque convulsive.

L'autopsie fit constater l'existence de lésions inflam-
matoires des articulations métatarso-phalangiennes
avec liquide puriforme dans leur intérieur, et concrétion

crayeuse d'urate de soude à la péripherie ; les lésions
indéniables de la néphrite interstitielle caractérisée par
la présence de véritables infarctus d'urate de soude ;
l'hypertrophie très marquée du ventricule gauche avec
surcharge graisseuse dans le cœur, la congestion et
l'augmentation du volume du foie ; l'hyperhémie des
méninges et du cerveau ; enfin des plaques athéroma-
teuses sur tout le trajet de l'aorte.

§ 22. — L'observation précédente est intéressante à
plus d'un titre. Nous avons vu que les accidents déli-
rants présentaient chez le malade, d'ailleurs adonné
aux boissons fermentées, quelques uns des caractères du
délire alcoolique. Mais, suivant la juste remarque de
M. Huchard, cette particularité ne changeait en rien le
diagnostic et, en admettant même le réveil très probable
d'accidents alcooliques sous l'influence d'une maladie
aiguë, on sait maintenant le rôle qu'il faut attribuer à
plusieurs causes réunies pour la production de délices
complexes, dans lesquels on peut trouver à la fois les
caractères des délires urémique et alcoolique.

Quoiqu'il en soit, on sait que par suite des excès de
bonne chère et surtout de boissons dont ils sont coutu-
miers, un grand nombre de goutteux sont entachés
d'alcoolisme. Dans ces circonstances, une cause occasionnelle très souvent minime, telle qu'un traumatisme
parfois tout à fait insignifiant ou une affection intercurrente légère, suffit pour provoquer l'apparition d'un
délire bruyant, qu'on serait tenté de mettre sur le
compte de l'urémie et qui n'est autre chose en réalité

qu'un accès de délirium tremens. Marcet et Lynch ont
signalé un cas de délire alcoolique survenant ainsi à
l'occasion d'un accès de goutte qui aurait pu aisé-
ment être considéré comme un exemple de goutte
rétrocédée.

§ 23. — Enfin, il est des cas où il est impossible véritablement de ne pas admettre que les accidents cérébraux soient causés directement par la goutte elle-
même, c'est-à-dire soient eux-mêmes de nature essentiellement goutteuse. « Ce serait une faute à la fois
clinique et thérapeutique, dit Huchard, de nier toujours
les métastases goutteuses. » Ces accidents constituent,
à proprement parler l'encéphalopathie goutteuse, laquelle est d'ailleurs absolument comparable au rhumatisme cérébral. Les choses se passent ordinairement de
la façon suivante : Le malade souffrant d'un accès de
goutte articulaire plonge ses pieds dans l'eau froide ou
les recouvre d'une compresse froide, espérant par là
trouver quelque soulagement à ses maux ; il arrive en
effet souvent que la douleur locale se calme ou même
finit par disparaître, mais bientôt aux douleurs articulaires succèdent des manifestations cérébrales formidables ; le malade frappé subitement d'ictus apoplecti-
forme, tombe dans la coma ; la résolution est complète,
la respiration stertoreuse et la mort survient rapidement. Ce qui caractérise particulièrement « la goutte
remontée au cerveau », c'est la soudaineté du début, la
mobilité des accidents, la violence des douleurs et surtout la disparition rapide des flexions articulaires. En

pareil cas, les lésions observées sònt insignifiantes, bornées à de la congestion et à de l'œdème des méninges, tout à fait hors de proportion, d'ailleurs avec l'excessive gravité des troubles fonctionnels, ce qui complète encore l'analogie avec le rhumatisme cérébral. C'est pourquoi Schœnlein, frappé de l'insignifiance des lésions, attribuait la mort à une « paralysie dynamique du cerveau ».

§ 24. — Il existe encore une autre catégorie de phénomènes simulant l'apoplexie cérébrale et qui peuvent amener brusquement la mort avec les symptômes de la « goutte remontée au cerveau ». Mais ces phénomènes pseudo-apoplectiformes qui se rattachent à la stéatose du cœur trouveront plus naturellement leur place dans le chapitre suivant.

III

Mort par le Cœur

§ 25. — Nous avons insisté plus haut sur la fréquence de la stéatose du cœur dans la goutte. Sans vouloir étudier ici d'une manière complète la symptomatologie du cœur graisseux, il nous paraît nécessaire du moins d'en noter rapidement les signes les plus apparents et les plus manifestes;

La lenteur permanente du pouls a été mentionnée depuis longtemps par Stokes dans la dégénérescence graisseuse du cœur, mais ce signe paraît se rencontrer seulement quand les lésions sont déjà très avancées. Il est fréquent en pareil cas de voir le nombre des pulsations s'abaisser jusqu'à 50 et même jusqu'à 40 par minute. Mais on a vu le chiffre des pulsations descendre encore plus bas. Ainsi dans une observation de M. Cornil, le malade présentait 14 pulsations seulement par minute. Chez une des malades de Friedreich, on ne comptait que 8 pulsations. Il est inutile de dire que plus le pouls est ralenti, plus le pronostic devient grave. Il n'est pas douteux en effet que dans les cas extraordinaires que nous venons de citer, la dégénérescence du myocarde fut aussi avancée que possible. Or dans un tel état de choses, le dénouement fatal peut se produire d'un moment à l'autre.

Legros.

Au moindre effort, à la moindre fatigue ces malades sont obligés de s'arrêter pris d'une dyspnée subite, d'une oppression invincible.

Stokes avait cru aussi de voir rattacher à la dégénérescence myocardiaque le type respiratoire auquel il a donné son nom, mais la sclérose du rein exsiste si fréquemment à l'époque où l'on observe la stéatose du cœur chez les goutteux qu'il semble bien difficile d'affirmer à laquelle de ces deux lésions la respiration de Cheyne-Stokes doit être rattachée de préférence.

L'insuffisance myocardiaque, conséquence de la dégénérescence des faisceaux primitifs, explique la fréquence des étourdissements, des bourdonnements d'oreilles, des syncopes.

Les malades sont pâles, sujets au vertige et à ce dernier point de vue, il est du plus haut intérêt de savoir distinguer le vertige symptomatique de la stéatose du cœur, du vertige goutteux proprement dit. On conçoit que le pronostic est bien différent dans les deux cas.

L'appréhension de la fin prochaine est encore un signe que l'on rencontre assez fréquemment chez les malades de cet ordre et ce symptôme, au dire des auteurs, serait du plus fâcheux augure.

C'est encore Stokes qui a insisté sur la fréquence, certainement beaucoup exagérée par lui, des attaques pseudo-apoplectiformes chez les goutteux atteints de stéatose cardiaque. Quand elles n'amènent pas la mort, ces attaques ne sont pas ordinairement suivies de paralysie et sont de peu de durée. Mais le malade peut mourir brusquement dans une de ces attaques.

La mort peut également survenir d'une façon non moins rapide au milieu d'un accès d'asthme cardiaque. Ces accès atteignent, en effet, dans certains cas une intensité vraiment inouïe et sont susceptibles d'amener des accidents rapidement menaçants, soit par l'exagération de la sécrétion bronchique, soit par la syncope et la suppression du pouls qui peuvent brusquement survenir. En pareil cas, c'est souvent une émotion morale, une fatigue, ou même un accès de goutte articulaire qui déterminent la crise cardiaque, et par le fait, deviennent la cause occasionnelle de la terminaison fatale.

Enfin la rupture du cœur est encore une conséquence dernière de la stéatose du myocarde. Il semble démontré que la rupture se fait en plusieurs phases, mais la scène elle-même se termine toujours brusquement.

§ 26. — La fréquence de l'angine de poitrine chez les goutteux est telle que pendant longtemps en Allemagne, comme nous avons déjà eu l'occasion de le remarquer, on l'a considérée exclusivement comme une manifestation de la goutte. Aujourd'hui, nous savons que la pathogénie en est infiniment plus complexe. Pour ne considérer ici que la goutte, nous rappellerons que M. Huchard (Des angines de poitrine, Revue de médecine 1883) admet que les manifestations angineuses chez les goutteux affectent au moins trois modalités différentes : La première due à l'ischémie du myocarde et à l'athérome des artères coronaires. La seconde due à des troubles gastriques. La troisième d'origine purement nerveuse. De ces trois modalités, nous ne retiendrons ici que la pre-

mière. Les deux autres, en effet, ne sont que des pseudo-
angines, qui, très rarement, si jamais, se terminent par
la mort. Il n'en est pas de même de l'angine symptomatique de l'oblitération des artères coronaires. Celle-ci
est bien autrement grave que les deux autres, car elle
tue presque fatalement dès le second où dès le troisième
accès. Une émotion, un accès de goutte articulaire,
suffisent pour la provoquer. Beaucoup de cas de rétro-
cession goutteuse sur le cœur ou sur l'estomac se rap-
portent indubitablement à des faits de cet ordre. Ainsi,
.dans l'observation suivante de Morgagni, il nous est
impossible de ne pas voir un cas analogue :

Il s'agit d'un évêque italien depuis longtemps atteint
de la goutte et de la gravelle et qui apprend la nouvelle
d'un malheur, au moment où il est en pleine crise
goutteuse; immédiatement il est pris d'un accès d'anxiété
précordiale formidable, d'une dyspnée angoissante et
tombe dans le collapsus.

§ 27. — L'artérite goutteuse des coronaires coïncide
fréquemment avec l'athérome de la crosse et l'insuffisance des valvules aortiques. En pareil cas, lorsque la
mort a lieu subitement, il est assez difficile d'en élucider
exactement la pathogénie et de décider laquelle, parmi
les nombreuses lésions viscérales, a joué le principal
rôle dans la détermination de la syncope finale. En effet,
la forme syncopale se rencontre également comme expression de l'urémie, de l'angine de poitrine, de la stéatose du cœur, etc. Mais cette détermination n'a en
somme guère d'importance.

IV

Mort par le Poumon

§ 28. — Du côté de l'appareil pulmonaire, la goutte détermine fréquemment la mort par congestion.

Les congestions ou fluxions pulmonaires qu'on observe chez les goutteux se rattachent d'ailleurs à des causes diverses. Cependant, de la lecture d'un grand nombre d'observations, nous croyons pouvoir tirer cette conclusion, que les lésions cardio-aortiques dont nous avons plus haut signalé les caractères et la fréquence dans la goutte, constituent véritablement à ce point de vue la cause prédisposante la plus efficace. D'autre part, les caractères que l'on donne comme appertenant en propre aux congestions pulmonaires de la goutte rétrocédée, ne diminuent en rien l'importance de cette remarque : dans l'un et l'autre cas le début peut être aussi subit et la terminaison tout aussi rapide. Il est même probable que lorsque des accidents de cette nature se manifestent, à la suite d'une attaque de goutte, l'accès de goutte n'a joué ici d'autre rôle que celui de cause purement occasionnelle.

§ 29. — Beaucoup plus rarement, les accidents pulmonaires peuvent être rattachés aux altérations rénales et à l'urémle dont les manifestations cliniques sont ici d'ailleurs très variables. La dyspnée peut éclater subitement et la terminaison fatale a quelquefois lieu dès la première attaque. C'est encore ici le cas de répéter que l'urémie dyspnéique, de même que les autres formes de l'urémie dans la goutte, sont puissamment favorisées par l'insuffisance myocardiaque, laquelle existe toujours à un degré plus ou moins prononcé, à l'époque où surviennent les accidents urémiques. C'est sans doute là ce qui a donné lieu à l'erreur de Stokes, qui a décrit le phénomêne respiratoire qui porte son nom, au nombre des symptômes du *cœur graisseux*, à côté du pouls lent permanent. Il est en effet vraisemblable que tous les goutteux cardiaques chez lesquels Stokes dit avoir rencontré ces phénomènes étaient véritablement plus ou moins imprégnés d'intoxication urémique.

§ 30. — Un grand nombre de goutteux sont encore emportés par une pneumonie aux allures souvent foudroyantes. Cette pneumonie, qui peut évoluer en moins de deux ou trois jours, offre à ce point de vue une grande ressemblance avec la pneumonie sénile ou la pneumonie des diabétiques. De fait, l'âge où le plus souvent on l'observe, et d'autre part, la coexistance fréquente du diabète chez les vieux goutteux, l'expliquent déjà suffisamment, sans qu'il soit besoin de faire toujours appel à l'influence occulte d'une diathèse.

Cette pneumonie n'est pas toujours, d'ailleurs, fatalement mortelle ; la résolution est possible, mais la récidive est fréquente et il est rare qu'à la deuxième ou à la troisième, l'issue n'en soit pas fatale. L'observation suivante, que nous empruntons à M. Lecorché, est caractéristique à cet égard :

Un homme goutteux depuis de longues années et présentant des tophus multiples, avait chaque année deux attaques de goutte à époque régulière. A deux reprises, les crises articulaires furent remplacées par une pneumonie ; à la troisième reprise, le malade succomba à l'extension et à la gravité des accidents pneumoniques. (Lecorché, Traité de la Goutte.)

§ 31. — Il nous reste maintenant à passer en revue des accidents d'une nature toute différente, et dont la connaissance ne remonte à guère plus d'une vingtaine d'années. Il n'est pas douteux que, dans bien des cas, les accidents dont nous allons parler n'aient été considérés comme autant d'exemples de goutte rétrocédée au cœur et au poumon. Nous voulons parler des accidents brusques et subits provoqués par des embolies pulmonaires, dans le cours d'une phlébite goutteuse. C'est Paget, en 1866, qui le premier a signalé l'existence de la phlébite goutteuse. Depuis lors, plus de vingt observations ont été publiées par Prescott Hewet, Tuckwell, Lecorché, etc. D'après Paget, beaucoup de cas de phlébite qu'on croit pouvoir attribuer au froid ou à quelque cause entièrement externe, pourraient être rapportés à la diathèse goutteuse. Cette phlébite peut précéder, accompagner ou suivre une attaque de goutte articulaire. On l'observe presque exclusivement aux membres inférieurs et les saphènes en sont le siège le plus habituel ; ensuite viennent par ordre de fréquence la veine fémorale et les veines profondes du mollet. Dans ces derniers cas, il n'est souvent pas possible de constater le cordon veineux induré, qu'on devine seulement à la douleur. L'œdème n'est pas constant, surtout si le système des saphènes est seul atteint et même quand la veine fémorale est prise, l'œdème du membre peut faire défaut complètement. Alors il peut arriver qu'il n'existe aucun symptôme local et que la phlébite passe complètement inaperçue. Dans de telles circonstances, si la phlébite s'est développée dans le cours d'un accès de goutte articulaire et qu'une embolie survienne inopinément du côté du cœur ou de l'artère pulmonaire, on conçoit qu'il sera difficile, au premier abord, de ne pas voir encore là un exemple de « goutte rétrocédée ».

§ 32. — On sait que l'embolie pulmonaire est un accident relativement rare des différentes variétés de phlébite et même de la phlegmatia alba dolens des femmes en couches. Or, tous les auteurs, qui, depuis Paget, ont étudié la phlébite goutteuse, sont unanimes à signaler la fréquence de l'embolie pulmonaire dans cette variété de phlébite. Les symptômes sont ceux de l'obstruction brusque d'une branche volumineuse de l'artère pulmonaire. La mort survient rapidement. Parfois même elle est brusque, presque subite : le malade est foudroyé comme dans une syncope.

§ 33. — Nous serons bref sur ce sujet. Les manifestations goutteuses du côté de l'estomac sont fréquentes, mais il est très rare que la mort en soit la conséquence. Une partie des faits décrits par les anciens, sous le nom de « goutte remontée à l'estomac » doit être rapportée, d'après M. Lecorché, à ce que Budd et Scudamore ont décrit sous le nom d'atonie spasmodique ou cardialgie goutteuse proprement dite, caractérisée surtout par une douleur vive à l'épigastre, une sensation de crampe avec vomissements parfois incoercibles déterminant de l'algidité, des sueurs froides, une tendance à la syncope. A ces symptômes s'ajoute parfois une fièvre vive, laquelle caractérise la forme inflammatoire. Ces accidents, qui surviennent d'ordinaire dans le cours d'une attaque de goutte articulaire, à la suite d'un refroidissement, peuvent acquérir une intensité vraiment remarquable, mais presque toujours ils se terminent favorablement.

§ 34. — Dans les quelques cas de mort rapportés par les auteurs, il s'agissait, sans nul doute, soit d'un empoisonnement thérapeutique, soit d'une indigestion mortelle, soit plutôt d'urémie gastrique.

Il est rare que l'urémie à déterminations stomacales

éclate soudainement sans prodromes. Le plus souvent, pendant toute la période que dure l'incubation de l'accès de goutte, le malade présente déjà des signes non équivoques d'intoxication urémique, caractérisés principalement par l'existence d'un embarras gastrique dont la valeur pronostique en pareil cas est considérable. Dans ces circonstances, un accès de goutte articulaire venant à éclater soudainement peut devenir la cause déterminante d'accidents urémiques à siège principalement stomacal et rapidement mortels.

D'ailleurs, ainsi que nous avons eu l'occasion de le dire plus haut, les manifestations urémiques ne sont jamais, en pareil cas, uniquement localisées sur l'estomac. Les phénomènes gastriques occupent, il est vrai, la première place dans le tableau symptomatique, mais c'est en réalité encore par le cerveau ou par le poumon que la mort arrive. A ce propos, nous ne pouvons mieux faire que de citer l'observation suivante, rapportée par M. Budin à la Société anatomique :

Un homme de 60 ans, goutteux depuis 20 ans, affecté par intervalles de gravelle urique, devient sujet à des crises de gastralgie qu'on met sur le compte du colchique qu'il absorbe sans mesure. Cependant, bientôt des vomissements surviennent accompagnés de douleurs vives à la pression épigastrique et d'inappétence. Les jours suivants, malgré l'usage de la glace, les vomissements continuent d'une façon incessante ; ils deviennent sanguinolents, puis purulents et d'un gris noirâtre. La mort arrive au milieu d'un délire tranquille. A l'autopsie, on trouva des plaques ardoisées, des arborisations vasculaires, indices d'une congestion chronique de la muqueuse stomacale. Mais il y avait en même temps des lésions profondes des reins. Dès lors, il devenait évident que les vomissements incoercibles observés pendant la vie n'étaient autre chose que des phénomènes urémiques (Budin, in. bull. de la Soc. anat. 1873, p. 709).

RÉSUMÉ.

§ 35. — Dans tout le cours de ce travail nous avons été préoccupé par une pensée unique : nous avons cherché à restreindre le plus possible l'importance autrefois presque exclusive, des métastases, et nous avons vu qu'au moins la plupart des accidents qui mettent fin à la vie des goutteux, s'expliquent *naturellement* par l'existence de lésions antérieures, lesquelles constituent à ce titre les facteurs véritables de la mort.

Ces lésions relèvent à peu près toutes de l'artériosclérose. Nous avons particulièrement insisté sur l'importance des altérations rénales, mais nous croyons qu'il ne faut pas non plus exagérer outre mesure cette importance et voir dans l'existence de ces lésions la cause universelle de tous les accidents. Déjà, en effet, l'analyse clinique est parvenue à distraire du syndrome encore vague et confus de l'urémie, des accidents comateux qui n'ont rien à voir avec les modifications de l'uropoièse, par exemple, le coma diabétique, dont nous avons plus haut signalé la fréquence chez les goutteux, et le coma dyspeptique de Litten et Sénator.

Dans l'état actuel de nos connaissances, il ne nous est guère possible de pousser plus loin l'analyse, et il faut convenir qu'une certaine obscurité règne encore sur cette question et que de cette grande diversité de causes que nous nous sommes attaché à passer en revue, nous ne voyons guère que les effets principaux, les plus grossiers et les plus apparents.

BIBLIOGRAPHIE.

Murgrave (Gul.). — De Arthritide anomala seu interna dissertatio oxoniæ, 1707.

Morgagni. — Epist. anatomicæ. E p. LVII, n° 4, Lugd. Batav., 1728.

Quain. — On fatty diseases of the heart. In med. chir. transact., January 1850.

Gairdner (Will.). — On gout, its history, its causes and its Cure. Edit. 3. London, 1854, in-8°.

Garrod. — Morbid anatomy of chronic Gout. In the Lancet, t. I, p. 97, 1856.

Fournier (A.) — De l'Urémie, thèse d'agrég. Paris, 1863.

Garrod. — The nature and treatment of Gout and rheumatic Gout, 2° édit. London, 1863. In-8°.

Stokes (W.). — Traité des maladies du cœur et de l'aorte, trad. par Sénac. Paris, 1864, p. 531-549.

Raynaud (M.). — Art. Artères et Artérite. In nouv. Dic. de méd. et de chir. prat. Paris, 1865, t. III, p. 223.

Bourguet. — Etude sur la goutte viscérale. Thèse de Paris, 1867.

GARROD. — La Goutte, sa nature et son traitement, trad. par A. Ollivier et annoté par Charcot. Paris, 1867.

DICKINSON (W.-H.). — On the Pathology and treatment of albuminurie, p. 125. London, 1868, in-8°.

GUÉNEAU DE MUSSY (N.). — Etude clinique sur les indurations des artères. In Arch. gén. de méd., 6e sér., t. XX, p. 129, 1872 et clin. méd., t. I, p. 289.

JACCOUD (S.) et LABADIE LAGRAVE (F.). — Art. de méd. et de chir. pratiques. Paris, 1872.

CHARCOT. — Maladies des vieillards et les maladies chroniques. 2e éd. Paris, 1874, In-8°, p. 37.

HUCHARD. — Sur les angines de poitrine. In revue de méd., n° 6., p. 511, 1883.

HUCHARD. — De l'urémie dans la goutte. In Semaine méd., 1887.

RENDU. — Art. Goutte, in Dict. encycl. des Sc. med.

LECORCHÉ. — Traité de la goutte.

ARAN. — Leçons de l'Hôtel-Dieu.

Paris. — Typ. A. PARENT, A. DAVY, succ., imp. de la Faculté de médecine, 52, rue Madame et rue Corneille, 3.

9 782019 285258